Osmin GOTTY

Ex-Interne de l'Hôpital Saint-Luc de Lyon

Ex-Interne suppléant des Hôpitaux de Saint-Etienne

CONSIDÉRATIONS

SUR LE

Traitement Chirurgical

du Cancer du Sein

SOCIÉTÉ ANONYME
DE L'IMPRIMERIE THÉOLIER
12, RUE GERENTET 12
SAINT-ÉTIENNE (LOIRE)

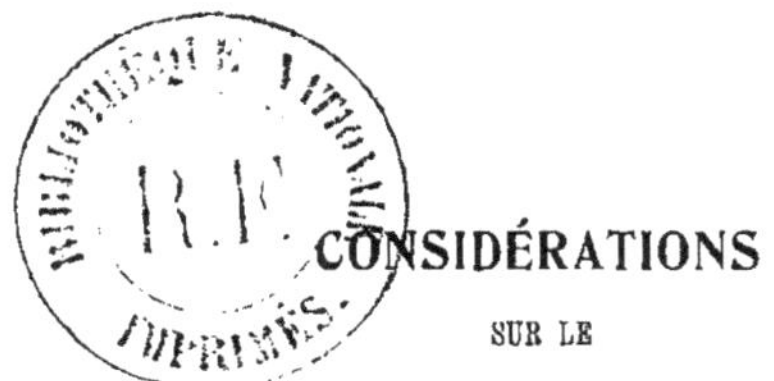

CONSIDÉRATIONS

SUR LE

TRAITEMENT CHIRURGICAL

DU CANCER DU SEIN

CONSIDÉRATIONS

SUR LE

Traitement Chirurgical

du Cancer du Sein

PAR LE

Dr Osmin GOTTY

SAINT-ÉTIENNE
SOCIÉTÉ ANONYME DE L'IMPRIMERIE THÉOLIER
12, Rue Gérentet, 12

1920

A LA MÉMOIRE DE MON PÈRE
ET DE MA MÈRE,

A LA MEMOIRE DE MON FRÈRE HENRI.
Mort pour la France.

A MES SŒURS ET A MON FRÈRE,

A MES PARENTS ET AMIS.

A mon Président de Thèse,

Monsieur le Professeur TIXIER,
Professeur de Clinique chirurgicale

Aux Membres de mon Jury.

Qu'il me soit permis ici de témoigner mes sentiments de vive reconnaissance à Monsieur le Docteur L. ARNAUD, chirurgien des Hôpitaux de Saint-Etienne, qui, pendant les six mois passés dans son service, a été, pour moi, un maître distingué et toujours bienveillant ; il m'a inspiré le sujet de ce travail, et ses conseils précieux ont, dans une large mesure, facilité ma tâche.

A mes Maîtres dans les Hôpitaux de Lyon :

A mes Maîtres dans les Hôpitaux de Saint-Etienne :

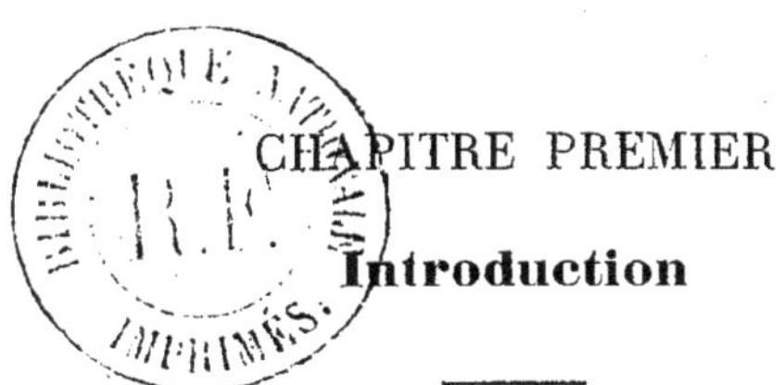

CHAPITRE PREMIER

Introduction

Le cancer du sein, de par sa situation externe et son territoire lymphatique facilement abordable, est, parmi les tumeurs, une de celles qui se prêtent le plus à un diagnostic précoce et à l'intervention chirurgicale. Aussi a-t-il, depuis longtemps, tenté le chirurgien qui, timide d'abord dans ses tentatives d'extirpation, a, grâce à l'antisepsie et surtout à la pratique de l'asepsie, guidé par les données nouvelles de l'anatomie pathologique, étendu peu à peu les limites de son intervention et obtenu des résultats thérapeutiques de plus en plus satisfaisants.

Sans entrer dans le détail des opérations au début, qui n'ont guère qu'un intérêt historique, nous dirons que, jusqu'en 1875, on se contentait, et encore de façon tardive, d'extirper la tumeur cancéreuse, s'efforçant de laisser subsister une portion, la plus grande possible, de la glande mammaire ; on ne s'attaquait aux ganglions axillaires que lorsqu'ils étaient indurés et visiblement entrepris. Aussi la récidive était-elle de règle, récidive le plus souvent rapide et décourageante : on ne comptait guère que 9,5 % de guérisons trois ans après le moment de l'opération.

De 1875 à 1885, la technique changea peu ; on enlevait résolument toute la glande en énucléant séparément les ganglions axillaires : le pourcentage des guérisons après trois ans restait à 10 %, et encore pouvons-nous nous demander si quelques-unes des tumeurs ainsi enlevées à cette époque n'étaient pas bénignes.

La statistique s'améliora à partir de 1885. Il fut démontré que les vaisseaux lymphatiques étaient les voies principales de la propagation du cancer ; au début de cette période, il est vrai, on se préoccupait surtout des lymphatiques superficiels ; mais, en 1889, Heidenhain démontra qu'une partie des lymphatiques provenant de la glande mammaire cheminaient dans l'aponévrose du grand pectoral, allant se jeter, d'une part, dans les ganglions axillaires, et, d'autre part, directement dans les ganglions sous-claviculaires, et il préconisa l'enlèvement systématique de l'aponévrose pectorale et, le cas échéant, des muscles pectoraux. On se mit à faire une intervention précoce et plus large et à extirper le cancer du sein en masse avec la glande mammaire, les ganglions voisins et les vaisseaux lymphatiques intermédiaires. Le nombre des guérisons, après trois ans, s'éleva à 34,8 %.

Les chirurgiens, s'inspirant de ces données, élargirent encore les limites de l'intervention : curage des creux axillaire et sous-claviculaire, voire même des ganglions sus-claviculaires ; exérèse très large de la peau avec Tansini, et avec Halsted enlèvement systématique des deux pectoraux, réalisant ainsi une véritable mise à nu du squelette thoracique, avec un pourcentage de guérisons après trois ans de 46,5 % environ, d'après les statistiques de Rotter, Stiles, Halsted et Watson-Cheyne.

Handley, vers 1908, s'est attaché à établir, d'une façon plus exacte qu'on ne l'avait fait avant lui, comment la cellule cancéreuse envahit l'organisme en se disséminant dans les voies lymphatiques, et il a découvert un mode d'extension et de propagation des tumeurs, non encore vu jusqu'à lui, qu'il dénomme « *perméation par les voies lymphatiques* ». De ce mode d'extension, il tire des conclusions intéressantes pour la technique opératoire du cancer du sein, donnée qui semble d'ailleurs pouvoir s'appliquer à la thérapeutique de la plupart des cancers en surface.

Dans cette étude, nous nous proposons d'envisager la thérapeutique rationnelle du cancer du sein, telle qu'on peut la concevoir d'après les connaissances actuelles, et surtout de mettre en lumière deux faits : d'une part, l'insuffisance et l'inutilité de l'opération d'Halsted, faite de façon systématique, cette méthode opératoire nous paraissant devoir être réservée à certains cas seulement ; et, d'autre part, l'opération d'Handley, basée sur les données anatomo-pathologiques découvertes par cet auteur.

Quelle que soit d'ailleurs la méthode employée, il est des cancers auxquels on ne touchera pas, soit que la cellule cancéreuse ait déjà dépassé les limites accessibles au bistouri et ait formé des nodules cutanés à distance ou des métastases dans les organes éloignés, ou que le carcinome ait une évolution aiguë, comme c'est le cas du cancer double des mamelles, ou même que le malade, déjà cachectique, très âgé, atteint d'une maladie constitutionnelle grave, ne soit pas en état de supporter les risques d'une intervention.

Il en est d'autres pour lesquels une douleur intense, une ulcération à suintement fétide et abondant, des hémorragies tenaces et anémiantes, indiqueront une opération palliative et incomplète, limitée à la tumeur, cause de ces troubles, sans chercher à atteindre les territoires ganglionnaires éloignés.

CHAPITRE II

Données d'anatomie normale

Pour envisager de façon rationnelle le traitement opératoire du cancer du sein, il importe de connaître l'étendue et la configuration de la glande mammaire, ainsi que ses territoires lymphatiques, et de savoir comment et par quelles voies se fait la propagation cancéreuse. Nous n'entrerons pas dans tous les détails de l'anatomie de la mamelle et de ses zones lymphatiques, mais nous nous bornerons à préciser quelques points concernant les limites et les divers prolongements de cette glande, et certaines particularités sur sa circulation lymphatique.

Rieffel, qui a disséqué plus de vingt mamelles, à l'effet d'en rechercher les limites, a vu leur circonférence irrégulière, « déchiquetée, découpée en jeu de patience ». Indépendamment du lobe axillaire, déjà décrit par Kirmisson, qui peut atteindre quelquefois les ganglions les plus antérieurs du creux de l'aisselle, et que l'on considère comme constant, il a souvent rencontré un prolongement interne ou sternal à hauteur du quatrième espace intercostal, s'arrêtant le plus souvent à deux ou trois travers de doigt du sternum, mais se mettant dans un cas en rapport avec la face antérieure de cet os. Zocher et

Hennig ont signalé un prolongement glandulaire inférieur et externe. Stiles a montré que la circonférence de la glande n'est distante normalement que de 2c/m,5 de l'espace qui sépare l'appendice xiphoïde du septième cartilage costal.

Ainsi vers l'aisselle, vers le grand dentelé et le grand oblique, vers le sternum et surtout l'appendice xiphoïde, sont des lobes glandulaires, parfois seulement réunis à la glande par un mince pédicule, qui peuvent, dès le début et quoique éloignés de la tumeur principale, présenter une dégénérescence atypique de leur épithélium, fait d'une importance capitale pour l'étendue de la zone à extirper, surtout en ce qui concerne la région épigastrique.

La face antérieure de la glande mammaire, recouverte par la peau, présente un aspect très irrégulier, et est garnie de saillies, séparées par autant de dépressions, figurant, d'après Duret, des « crêtes fibro-glandulaires » ; les loges formées par ces crêtes sont remplies de pelotons adipeux, qui se continuent avec le tissu cellulo-adipeux sous-cutané.

Par sa face postérieure, bien étudiée par Stiles et qui est au contraire uniformément plane ou même légèrement concave, la mamelle repose en grande partie sur le muscle grand pectoral, qu'elle déborde cependant en bas et surtout en dehors, et elle entre en rapport à ce niveau avec le grand dentelé, les digitations entrecroisées du grand oblique et du grand dentelé, qui partent des cinquième et sixième côtes, et même quelquefois avec le tendon du droit antérieur. Elle est séparée de ces muscles et de leur aponévrose par une couche cellulo-adipeuse de 0cm5 à 1c/m d'épaisseur, dans laquelle Chassaignac a décrit une « véritable bourse celluleuse multi-loculaire », en contact direct avec la glande, bourse séreuse dont beaucoup d'auteurs contestent l'existence, mais que Richet a parfois trouvée. On s'accorde généralement à décrire dans cette couche rétro-mammaire une lame cellulo-fibreuse mince, mais résistante, que certains appellent capsule fibreuse, qui ne serait en somme que le *fascia superficialis* épaissi, tapissant la face profonde de la glande et séparée des muscles sous-jacents par un tissu lamelleux et lâche, souvent infiltré de graisse et contenant de grosses fibres élastiques. On comprend l'intérêt de cette couche de tissu sous-mammaire, touchant le retard qu'elle peut apporter à l'extension de la tumeur vers les muscles.

Les *lymphatiques du sein*, depuis qu'ils ont été reconnus comme étant la principale voie de dissémination des tumeurs carcinomateuses de la mamelle, ont été bien étudiés, surtout par Rieffel, Poirier et Cunéo, et ces dernières années, par Pierre Mornard.

Leur origine périlobulaire, démontrée par Regaud, employant la méthode de Renaud de fixation et imprégnation simultanées, est à peu près admise sans conteste à l'heure actuelle. De ces sacs ou espaces lymphatiques, entourant les lobules glandulaires, naissent les troncs collecteurs qui suivent plusieurs voies. Les uns, constituant la voie lymphatique principale, gagnent le plexus sous-aréolaire et, de là, les ganglions axillaires. Les autres, émergeant à la périphérie de la glande, forment plusieurs voies accessoires, qui diffèrent par leur trajet et leur terminaison.

La voie lymphatique principale, seule décrite par Sappey, est constituée par des collecteurs qui se dirigent vers l'aréole et le mamelon et se terminent dans le plexus sous-aréolaire. De ce plexus partent généralement deux troncs, l'un à sa partie externe, l'autre à sa partie interne, qui quittent tous deux la glande vers sa portion inféro-externe, suivent le bord inférieur du grand pectoral et se rendent à la chaîne lymphatique de la mammaire externe, de là au groupe central des ganglions axillaires, pour arriver aux ganglions sous-claviculaires, et, finalement, au groupe sus-claviculaire. Mornard, dans ses recherches, a souvent rencontré des deux côtés sur un même sujet, ce pédicule, qu'il appelle le « pédicule classique ». Mais à côté de cette disposition, il a trouvé plusieurs autres modalités : quelquefois un efférent glandulaire se rendait directement au groupe central de l'aisselle, brûlant l'étape mammaire externe, ou même aux ganglions de la veine humérale. D'autres fois, à côté du « pédicule classique » et sans aucune communication avec lui dans plus de la moitié des cas, se détachait du lobe supéro-interne de la glande un autre pédicule, qui gagnait directement le groupe sous-claviculaire, en passant, soit sous le muscle petit pectoral, soit entre les deux muscles pectoraux, mais sans jamais les traverser. Déjà signalé par Grossmann et Rotter, ce pédicule a été rencontré trente fois sur cent préparations par Mornard. Quelquefois même (trois fois sur cent cas) il existait, se détachant du même lobe supéro-interne de la glande, un tronc lymphatique, qui, passant sous le petit pectoral ou entre les deux pectoraux, s'engageait sous la clavicule entre le muscle sous-clavier et la veine sous-clavière, pour aboutir directement au groupe sus-claviculaire. Cette disposition est intéressante à connaître parce qu'elle est assez fréquente et qu'elle explique l'infection plus rapide des ganglions sus-claviculaires, avec, quelquefois même, intégrité des ganglions axillaires, dans les cancers intéressant le lobe supéro-interne de la mamelle.

Outre cette voie axillaire, Rieffel a bien décrit une voie accessoire, la voie mammaire interne, formellement niée par Sappey, mais dont l'existence a été depuis admise par Stiles, Gerota, Poirier et Mornard. Les troncs qui la composent partent de la partie interne et profonde de la glande, suivent les branches perforantes des vaisseaux mammaires internes, et, avec elles, traversent le troisième espace intercostal, plus rarement le quatrième, pour aboutir aux ganglions correspondants de la chaîne mammaire interne. Mornard aurait rencontré ce tronc perforant dix fois sur cent préparations, mais il faut reconnaître que ce courant rétro-mammaire est « un chemin fort étroit, comparé à la large voie de déversement représentée par le cordon lymphatique axillaire ».

Il nous reste encore à parler des lymphatiques de la peau qui recouvre le sein et des muscles sur lesquels repose cette glande. La disposition des lymphatiques cutanés varie suivant qu'on envisage la périphérie de la glande mammaire ou la région de l'aréole et du mamelon.

Les lymphatiques cutanés périphériques se rendent principalement aux ganglions axillaires ; ceux qui naissent au niveau de la peau de la partie interne de la glande peuvent aller en partie (Rieffel et Œlsner) aux ganglions axillaires du côté opposé. Les lymphatiques cutanés centraux forment un réseau sous-mamillaire et sous-aréolaire à mailles extrêmement serrées et se jettent directement dans le plexus sous-aréolaire, dont il a été parlé plus haut. Notons en passant que le « plexus cutané profond », décrit par Arnold à la surface profonde du derme, paraît ne pas exister en réalité ; le réseau lymphatique de la peau se termine, d'après Sappey, au niveau de la couche moyenne du derme, et *est constitué par des canaux perpendiculaires, qui ne s'anastomosent jamais entre eux et ne forment pas de plexus sur la face adhérente de la peau.*

Enfin les lymphatiques des muscles recouverts par la mamelle aboutissent surtout aux ganglions axillaires. Ceux du muscle grand pectoral méritent une attention spéciale et ont été bien étudiés par Œlsner; ils se divisent en plusieurs groupes : les uns, suivant la branche thoracique de l'acromio-thoracique, se portent vers les ganglions sous-claviculaires ; d'autres vont au groupe thoracique des ganglions axillaires ; quelques-uns enfin se rendent au groupe de la mammaire interne.

En résumé, les territoires lymphatiques du sein aboutissent finalement aux ganglions sus-claviculaires, quelquefois directement, le plus souvent après un ou plusieurs relais ganglionnaires, dont les principaux sont les creux axillaire et sous-claviculaire, avec, comme lieu de cheminement principal, le bord inférieur du muscle grand pectoral. Nous ajouterons que les groupes ganglionnaires de l'aisselle et du creux sous-claviculaire sont presque toujours entrepris les premiers dans le cancer du sein, et que l'on doit considérer comme suspects la totalité des ganglions de l'aisselle à cause des nombreuses anastomoses qu'ils ont entre eux, et nous attirons spécialement l'attention sur un ou deux ganglions, situés dans la gouttière inter-dorso-scapulaire, qui, par les douleurs qu'ils provoquent dans le dos, peuvent simuler une métastase vertébrale.

Nous pouvons considérer comme accessoire la voie mammaire interne, qui est inconstante et surtout formée de vaisseaux extrêmement ténus.

Telles étaient les données classiques, fort bien complétées par Mornard. Mais ces dernières années, l'Anglais Sampson Handley a étudié particulièrement le plexus lymphatique de l'aponévrose pectorale, déjà signalé par Heidenhain, et qui, longtemps considéré comme une entité anatomique, ne serait, d'après l'auteur anglais, qu'une subdivision conventionnelle du « plexus lymphatique de l'aponévrose profonde », dont le réseau de canaux intercommunicants revêt tout le corps. Ce vaste plexus lymphatique, localisé dans la graisse sous-cutanée au-dessus de l'aponévrose profonde, forme un réseau horizontal de petits canaux étroits et tortueux, que ne traversent jamais de troncs lymphatiques ; il reçoit par sa face superficielle des affluents qui lui amènent la lymphe de la peau et de ses dépendances, et par sa face profonde des affluents des tissus sous-jacents, et il charrie l'humeur lymphatique par six groupes de troncs, qui drainent chacun un territoire déterminé, vers les ganglions cruraux, axillaires ou inguinaux.

Ce « plexus sus-aponévrotique profond » représente donc le collecteur principal des voies lymphatiques de la peau et de ses dépendances, au nombre desquelles nous devons comprendre la glande mammaire, ainsi que des organes situés au-dessous de lui. Il présente par conséquent de fréquentes communications avec ces diverses formations. Et en particulier, au niveau de la région épigastrique, voisine de la région mammaire qui seule nous occupe ici, il est relié, par de nombreuses petites anastomoses perforant les parois, aux plexus lymphatiques sous-endothéliaux de la plèvre et surtout du péritoine, et aux ganglions médiastinaux et portes.

Nous verrons dans les chapitres suivants les déductions à tirer de ces données nouvelles sur les lymphatiques de la mamelle.

CHAPITRE III

Anatomie pathologique et mode d'extension du cancer du sein

Ce rapide exposé d'anatomie normale, qui s'écarte quelquefois d'ailleurs des données classiques qu'il éclaire et complète, va nous permettre de mieux saisir les divers modes d'extension et de propagation du cancer de la mamelle, tous modes importants à connaître, car c'est d'après eux que l'on peut déterminer les limites d'opérabilité de la tumeur, l'étendue de l'intervention et la technique opératoire.

Le carcinome ou épithelioma du sein, le seul que nous avons en vue ici, qu'il soit papillaire, colloïde ou le plus souvent acineux, est primitivement une affection locale occupant d'abord un segment de la glande ; très rapidement il envahit successivement ou simultanément, suivant sa malignité, les autres parties de la glande et les tissus environnants : c'est la phase d'extension locale.

Il infecte aussi les lymphatiques et leurs ganglions et, par eux, il se propage et se généralise au reste de l'organisme.

Comme on l'a remarqué depuis longtemps, le parenchyme de la glande mammaire est graduellement envahi autour du noyau cancéreux primitif. Les recherches de Waldeyer et de Léopold ont montré que « les parties les plus éloignées et en apparence les plus saines » de la glande sont prises de façon précoce. Langhans et Stiles pensent que cet envahissement se fait par processus embolique des cellules cancéreuses dans les canaux lymphatiques du sein. Handley au contraire l'explique par « continuité du cancer le long des lymphatiques ». Il est probable que ces deux modes se combinent et peuvent coexister, et il résulte de cette atteinte précoce et totale du sein que la glande doit être enlevée en entier, même dans les petites tumeurs au début.

La peau qui recouvre le sein est, elle aussi, touchée par l'accroissement de la tumeur de proche en proche, et par l'intermédiaire de ses lymphatiques qui communiquent avec la glande. Ainsi que nous l'avons déjà dit, le réseau lymphatique de la peau étant formé de canaux qui traversent perpendiculairement le derme sans s'anastomoser entre eux, l'atteinte de la peau par les cellules cancéreuses doit se faire plutôt de sa face profonde vers sa superficie, probablement, comme le veut Handley avec sa théorie de « perméation lymphatique », par cheminement du processus néoplasique à travers les digitations qu'envoie vers le derme le plexus de l'aponévrose profonde originellement infecté. En tout cas, la propagation du cancer par continuité dans le plan cutané, si elle existe, est très lente, et elle ne permet pas d'expliquer la présence de nodules cutanés cancéreux à distance de la tumeur primitive avec intégrité du lambeau cutané intermédiaire, fait que nous comprenons mieux d'après la conception d'Handley que nous étudierons tout à l'heure avec détails.

Le tissu cellulo-adipeux rétro-mammaire, l'aponévrose et les muscles sur lesquels repose la glande seront de même progressivement envahis par la tumeur primitive, soit que celle-ci continue à s'accroître, soit que les cellules cancéreuses leur soient apportées par les lymphatiques qui les relient à la mamelle. Nous ferons simplement remarquer que l'existence, d'après Chassaignac, d'une « véritable bourse séreuse », ou tout au moins d'une lame cellulo-fibreuse résistante, entre la glande et les muscles, empêchera la tumeur d'atteindre tôt l'aponévrose et surtout le muscle; c'est d'ailleurs une remarque clinique faite depuis longtemps, et surtout par Renaud, Delbet, Lucas-Championnière, Schwartz et Vanverts, que le muscle est rarement touché lui-même par le processus cancéreux, et cette constatation s'accorde bien avec les idées d'Handley sur le « plexus lymphatique sus-aponévrotique profond » qui draine, d'après lui, les voies lymphatiques des organes sus et sous-jacents à l'aponévrose. Il s'ensuit que l'ablation du muscle sera le plus souvent inutile ; au contraire, l'aponévrose, sur laquelle repose le plexus lymphatique, devra être réséquée aussi largement que possible.

Le système lymphatique du sein et des tissus environnants est le siège de prédilection des cellules cancéreuses, qui l'envahissent très probablement dès le début; il charrie le germe cancéreux vers les ganglions auxquels il déverse sa lymphe ; il aboutit, nous l'avons dit, en grande partie aux ganglions axillaires, qui paraissent touchés d'assez bonne heure, puis au groupe sous-claviculaire, et enfin, quelquefois même, directement aux ganglions sus-claviculaires. Ces divers groupes ganglionnaires seront de la sorte touchés successivement ou parfois simultanément ; nous pourrons même, très rarement il est vrai, lorsque la tumeur est née aux dépens du lobe supéro-interne de la glande, trouver entrepris les ganglions sus-claviculaires, alors que ceux de l'aisselle sont indemnes, comme dans le cas d'Henry, rapporté par Rieffel, où il fut constaté une récidive dans le groupe sus-claviculaire sans atteinte des ganglions axillaires.

Comment se fait l'infection des ganglions? Les lymphatiques, à leur origine, étant très petits et ne permettant pas aux cellules cancéreuses de cheminer à leur intérieur, doivent être envahis plutôt de proche en proche par prolifération le long de leur trajet ; puis, à mesure que leur calibre augmente, la néoformation cancéreuse pénètre dans leur lumière et, par eux, est apportée aux ganglions ; ceux-ci font en quelque sorte barrage et arrêtent la progression un certain temps, jusqu'au moment où ils sont débordés et laissent le cancer continuer sa marche par les canaux efférents vers les groupes ganglionnaires sus-jacents. Nous assistons ainsi à l'avance progressive des cellules néoformées jusqu'à la circulation veineuse, après les étapes successives axillaire, sous et sus-claviculaire. Une fois dans le sang, le processus cancéreux pourra être disséminé dans tout l'organisme.

La marche de la néoplasie maligne par cette voie lymphatique jusqu'au sang, et ensuite par la voie sanguine, est une réalité ; mais seule admise jusqu'ici, elle ne suffit pas, comme nous le verrons, à expliquer toutes les propagations du cancer du sein, que chacun a pu constater, et sur lesquelles un jour nouveau est jeté par la théorie de « perméation lymphatique » décrite par Handley.

Pour cet auteur, les cellules cancéreuses cheminent de proche en proche, le long des vaisseaux lymphatiques du « plexus sus-aponévrotique profond », en tous sens autour du noyau cancéreux primitif ; par les anastomoses nombreuses entre les diverses régions de ce vaste plexus, elles continuent leur progression et peuvent passer d'une région ganglionnaire à l'autre. Ce processus de « perméation par les voies lymphatiques » produit autour des vaisseaux blancs une réaction de défense, qui aboutit à la destruction des cellules cancéreuses et au remplacement des vaisseaux lymphatiques, oblitérés par endroits, par de solides cordons de tissu fibreux. Mais cette « sclérose périlymphatique » peut, et cela arrive souvent, ne pas faire disparaître toutes les cellules néoformées, qui, persistant par places, se remettront à proliférer et formeront des noyaux secondaires.

L'auteur anglais localise ce processus de « perméation lymphatique » suivie de « sclérose périlymphatique » dans le plexus de l'aponévrose profonde, collecteur principal, d'après lui, des territoires lymphatiques sus et sous-jacents. La marche de ce processus se ferait donc surtout dans le plan horizontal, formant en quelque sorte « tache d'huile » autour du noyau primitif ; et il explique ainsi l'atteinte des ganglions, touchés seulement quand la « perméation » arrive à leur niveau, ainsi que toutes les métastases et généralisations.

Par les ramifications du « plexus sus-aponévrotique » vers la surface cutanée, il pourra se former des nodules secondaires sur la peau à distance du noyau primitif. De même, au niveau du creux épigastrique, par les connexions de ce plexus avec les plexus sous-endothéliaux de la plèvre et du péritoine, les cellules cancéreuses pourront s'implanter sur les séreuses et y former des repullulations.

Manifestement cette conception nous fait comprendre certains faits jusqu'ici inexplicables par la seule « théorie embolique ».

Cette dernière théorie, en effet, incontestable d'ailleurs, surtout dans les dernières phases du cancer du sein, est impuissante à nous donner la clef de certaines localisations secondaires.

D'après elle, les particules cancéreuses dérivées de la tumeur primitive pénètrent dans le sang, y sont poussées par la force de la circulation vers les territoires éloignés, où leurs cellules prolifèrent et donnent des nodules secondaires. Cette « voie embolique » doit être « impartiale », ainsi que l'admet Stephen Paget, et tous les organes sont exposés : or, sur 735 cas de cancer du sein, le foie est touché 241 fois par des noyaux secondaires, alors que la rate ne l'est que 17 fois, tandis que sur 340 abcès pyohémiques, on en trouve 66 dans le foie et 39 dans la rate. D'autre part, d'après la théorie embolique, ces particules cancéreuses doivent traverser le poumon pour gagner la grande circulation, et arriver, par conséquent, au foie et aux viscères abdominaux, qui ne se trouvent pas sur le trajet de la circulation veineuse de la glande mammaire; le poumon devrait donc, semble-t-il, être touché le premier et de façon prépondérante. Il n'en est rien : sur les 735 cas déjà signalés, on ne trouva que 70 noyaux dans le poumon, et il arrive souvent que les organes abdominaux, surtout le foie, sont envahis, alors que la poitrine est indemne.

Cette fréquence de métastases dans le foie au cours du cancer du sein a été notée depuis longtemps; Rieffel, en 1890, constatait déjà l'atteinte du foie dans 49 % des cas. Torök et Wittelshoffer, dans leur statistique de 220 cas, donnent comme pourcentage : Foie, 57 %; Poumon, 46 %.

D'un point de vue plus général, comment expliquer, par la voie embolique seule, que les cancers du sein et du corps thyroïde donnent souvent des métastases osseuses, tandis que celui de l'estomac, épithélioma comme eux, n'en donne pas une seule sur 903 cas (toujours d'après Paget)? — et dans le même ordre d'idées, pourquoi, dans le cancer du sein, le fémur et l'humérus sont-ils assez souvent envahis, alors que le tibia et le radius ne le sont presque jamais ou, en tout cas, toujours après eux?

Enfin les recherches de Goldmann et Schmidt, partisans cependant de la théorie embolique, montrent que « la présence des cellules cancéreuses dans le sang excite la thrombose et que le thrombus qui s'organise ..... habituellement détruit les cellules et les rend inoffensives ».

Voilà autant de constatations anatomo-pathologiques qu'éclairent d'un jour nouveau les idées d'Handley. Nous nous expliquons pourquoi le foie est si souvent atteint, même en dehors de tout envahissement thoracique. Par les ramifications nombreuses que le « plexus lymphatique de l'aponévrose profonde » contracte, au niveau de l'épigastre, avec les plexus lymphatiques sous-endothéliaux de la plèvre et surtout du péritoine, les cellules cancéreuses arrivent vite au foie et aux viscères abdominaux, car, ne l'oublions pas, la glande mammaire se trouve normalement, par sa partie inféro-interne, distante seulement de 2^{cm},5 de l'appendice xiphoïde.

Nous comprenons de même les localisations secondaires au fémur et à l'humérus, avec, comme premiers points touchés, le grand trochanter et le V deltoïdien, régions superficielles en contact direct avec l'aponévrose profonde et plus rapprochées du noyau primitif que les zones correspondantes de la jambe ou de l'avant-bras.

La formation de nodules cutanés, séparés de la tumeur primitive par une étendue plus ou moins grande de peau saine, s'accorde bien avec la « sclérose périlymphatique » qui suit le stade de la « perméation », sclérose qui a étouffé le germe cancéreux dans les intervalles cutanés restés indemnes, mais qui a été impuissante à arrêter la néoformation épithéliale au niveau des points noduleux secondaires.

Nous n'avons pas encore parlé d'une voie lymphatique accessoire de la glande mammaire, la voie mammaire interne. Cette voie existe anatomiquement parlant, mais, du point de vue anatomo-pathologique, elle doit être considérée comme tout à fait accessoire : on ne constate à peu près jamais, dans les débuts du moins du cancer du sein, une localisation secondaire dans la région médiastine et le poumon, et, même dans les cas avancés, nous avons vu que ce dernier organe n'est pas touché de façon prépondérante. Déjà, en 1890, Rieffel, pour expliquer l'atteinte du poumon, faisait surtout appel à l'accroissement de proche en proche de la tumeur. à son entrée en quelque sorte « par effraction » dans l'enceinte thoracique, et à la voie embolique sanguine, ne laissant qu'une petite part à la voie lymphatique mammaire interne. Nous ne citons d'ailleurs ces faits que pour mettre en lumière le peu d'importance de cette voie comme mode d'extension des tumeurs du sein, ce qui est heureux, car elle échappe complètement au traitement chirurgical.

Nous pouvons conclure, en définitive, que le cancer du sein se propage à peu près exclusivement par les voies lymphatiques, soit par transport embolique des cellules cancéreuses dans les vaisseaux blancs, soit par « perméation lymphatique » des mêmes cellules le long de ces petits vaisseaux.

La voie embolique dans les vaisseaux sanguins ne

paraît entrer en jeu que dans les derniers stades de l'évolution de la tumeur, lorsque les barrages ganglionnaires ont été renversés.

L'extension de la tumeur par accroissement de proche en proche, en quelque sorte par simple fait de contiguïté, paraît être très réduite.

Et, parmi les vaisseaux lymphatiques, qui prennent une part active à la propagation, il faut, à côté du territoire lymphatique propre de la glande mammaire ou décrit comme tel par les classiques, faire une large part au « plexus lymphatique de l'aponévrose profonde », déjà entrevu par Heidenhain dans sa portion du moins qui touche au grand pectoral, et bien étudié par Handley, qui a eu le mérite d'en tirer les déductions thérapeutiques sur lesquelles nous aurons à revenir.

CHAPITRE IV

Traitement chirurgical et technique opératoire

Toutes ces données nous conduisent à envisager maintenant sur des bases logiques la thérapeutique chirurgicale de l'épithélioma de la mamelle, et à voir si les modes d'intervention employés jusqu'ici répondent aux desiderata qu'elles impliquent.

Jusqu'à Halsted, l'opération dans le cancer du sein était relativement limitée; le principe essentiel consistait à enlever la tumeur en entier avec les ganglions infectés; l'exérèse de la peau était plus ou moins grande suivant les cas, et l'ablation des tissus sous-jacents à la glande comprenait à peu près toujours l'aponévrose pectorale, quelquefois le grand pectoral et même le muscle petit pectoral; on faisait le curage des creux axillaire et sous-claviculaire; quant aux ganglions sus-claviculaires, respectés par les uns, qui considéraient la clavicule comme la « frontière des interventions raisonnables », ils étaient enlevés par d'autres, avec des résultats plutôt peu encourageants, chose bien compréhensible, car leur infection est tardive et dénote un cancer très avancé.

Halsted publia, en 1894, la technique complète et précise de son opération, qui fut vite adoptée par la majorité des chirurgiens : Incision en raquette, dont l'ovale encercle la mamelle, et dont la queue, linéaire, aboutit par l'aisselle à l'insertion humérale du grand pectoral ; large exérèse cutanée, sans cependant aller jusqu'aux limites du procédé de Tansini; résection de l'aponévrose pectorale dans les limites de l'incision cutanée, et surtout, point capital qui en est la donnée essentielle, ablation systématique des deux muscles pectoraux, réalisant ainsi une véritable mise à nu du squelette thoracique; avec curage des creux axillaire et sous-claviculaire, et dans la plupart des cas des ganglions sus-claviculaires.

Cette opération ouvre, il est vrai, une large voie et on a dit qu'elle mettait davantage à l'abri des récidives locales.

Mais elle ne va pas sans inconvénients : la large incision cutanée ne permet pas, le plus souvent, la réunion primitive de la plaie et nécessite des autoplasties secondaires. Par son tracé, elle laisse à désirer : la queue de la raquette, qui est linéaire et qui côtoie jusqu'à son insertion brachiale le bord inférieur du grand pectoral, crée une cicatrice mal placée qui, dans les mouvements du bras, gêne l'abduction. Elle ne met pas non plus à l'abri des récidives locales, ainsi que le montrent les statistiques comparées d'Halsted et Watson-Cheyne; ce dernier chirurgien, qui enlève pourtant moins de peau qu'Halsted, mais beaucoup plus d'aponévrose, n'enregistre que 6,5 % de récidives locales, tandis qu'Halsted en a 16 %.

L'ablation systématique des deux pectoraux dénude complètement le grill costal; elle est anti-esthétique, et quoi qu'on en ait dit, mutilante; malgré la conservation des nerfs du grand dentelé et du grand dorsal, elle amène une diminution très réelle de la force du bras; la peau est collée contre la paroi thoracique et on a de la compression des voies veineuses et lymphatiques, avec un œdème éléphantiasique du bras plus fréquemment observé qu'après les procédés qui conservent les muscles; après la section musculaire, la peau se rétracte et on a une difficulté plus grande de réunion cutanée. Elle ne semble pas, d'autre part, mettre plus à l'abri des récidives locales : en effet, le muscle est très rarement touché lui-même : Renaud a rapporté un cas de récidive dans lequel fut observé un noyau adhérent au muscle pectoral; ce noyau fut extirpé et avec lui un lambeau de muscle; or, l'examen microscopique montra le muscle absolument sain, séparé du noyau de récidive par du tissu inflammatoire simple. Delbet, Lucas-Championnière, Schwartz et Vanverts n'ont presque jamais trouvé de noyaux cancéreux dans le muscle pectoral, et estiment que l'ablation de ce dernier est une mutilation inutile et gênante.

Au total, le Halsted n'a pour lui que la facilité d'exécution qu'il apporte pour le « peignage » de l'axillaire et le curage des ganglions sous-claviculaires, pauvres avantages, puisque aussi bien l'emploi judicieux de larges valves permet un parfait curage de l'aisselle et un bon isolement de la veine axillaire, mis à part, de toute évidence, les cas dans lesquels la veine axillaire doit être réséquée, où il existe des adénopathies très volumineuses ou un envahissement propre des muscles pectoraux.

Handley a basé sur ses découvertes anatomo-pathologiques une opération un peu différente : il transforme la raquette en une ellipse allongée à deux queues, la queue supérieure suivant une ligne courbe à convexité dorsale, passant dans l'aisselle et circonscrivant un lambeau axillaire à base antéro-supérieure; l'inférieure ou épigastrique, descendant au-dessous de la pointe de l'appendice xiphoïde jusqu'à la ligne blanche abdominale; l'ellipse a 10 à 12 c/m de diamètre et circonscrit en tissu sain la tumeur qui en occupe le centre. Cette incision permet de décoller largement la peau de l'aponévrose sous-jacente, qui est enlevée sur une étendue de 20 à 25 c/m à la ronde autour de la tumeur; cette dissection de l'aponévrose, qu'il considère comme très importante, est poursuivie en haut jusqu'à la clavicule, en dedans de 2 c/m à 5 c/m au delà de la ligne médiane, en dehors immédiatement au delà du bord antérieur du grand dorsal, et en bas, zone d'invasion épigastrique, jusqu'au niveau d'une ligne horizontale menée à 5 c/m au-dessous de la pointe de l'appendice xiphoïde. Il enlève le plus souvent la totalité du muscle grand pectoral, en conseillant l'ablation du petit pectoral, les « digitations du grand dentelé, qui prennent contact direct avec la face profonde de la glande, et la couche superficielle des digitations de l'oblique externe (grand oblique), qui s'insèrent aux cinquième et sixième côtes »; il fait l'extirpation du contenu des creux axillaire et sous-claviculaire, en conservant le nerf sous-scapulaire et le nerf de Bell.

Nous ferons à l'opération d'Handley, en ce qui concerne l'ablation des muscles, les mêmes observations qu'à celle d'Halsted.

La caractéristique de cette opération consiste en somme :

1° dans l'incision cutanée particulière qui, mieux contournée en haut, ne compromet pas les mouvements du bras, et qui en bas, par sa queue inférieure, permet une large découverte de la région épigastrique;

2° dans la très grande ablation à la ronde de l'aponévrose, qui recouvre les muscles sous-jacents et voisins de la glande mammaire, y compris celle de l'aponévrose du grand droit;

Enfin 3° dans l'ablation du grand pectoral et des couches superficielles du grand dentelé, ou grand oblique, et du grand droit de l'abdomen. A noter que cet auteur ne pratique pas systématiquement la section du petit pectoral.

Nous allons voir maintenant comment, à notre sens, doit être conçu le traitement chirurgical du cancer du sein.

Il va de soi qu'auparavant le malade sera rigoureusement examiné : on se rendra compte de l'étendue et de la situation de la tumeur; on cherchera à voir si elle n'est pas née aux dépens d'un prolongement glandulaire, surtout le lobe supéro-interne, en raison de ses relations quelquefois directes avec les ganglions sus-claviculaires; on jugera de son adhérence aux plans profonds; on appréciera le degré d'envahissement des groupes ganglionnaires : on sait que les ganglions axillaires sont le plus souvent entrepris; l'examen du creux sus-claviculaire sera fait soigneusement : son atteinte, sauf de gros ganglions adhérents, n'est pas une contre-indication; la clavicule, à cette heure, ne doit pas être la limite « des opérations raisonnables », non plus que le plan costal : le docteur Arnaud a fait deux fois des résections costales; dans un cas même, la plèvre ouverte dut être suturée, et dans ces deux cas, la guérison opératoire fut obtenue et les malades, revus quelques mois après, ne présentaient pas de récidives.

On appréciera les généralisations : examen soigneux de la région épigastrique, qui peut être sensible et douloureuse, du foie (ictère) et de la cavité abdominale avec touchers vaginal et rectal — recherche des localisations osseuses vers le fémur et l'humérus, vers la colonne vertébrale : on ne confondra pas, la douleur dorsale due à un début de métastase vertébrale, avec la douleur dans le dos provoquée par la simple atteinte des ganglions sous-scapulaires qui, elle, ne contre-indique pas l'intervention.

On auscultera le malade : une pleurésie, surtout hémorragique, attirera l'attention sur l'atteinte possible de la plèvre et du poumon. L'existence de nodules cutanés, leur nombre et leur distance du noyau primitif seront vérifiés.

On pourra être amené, dans des cas jugés inopérables, à faire une opération palliative contre des douleurs atroces, des suintements à odeur fétide, ou des hémorragies tenaces et abondantes.

Dans l'exécution de l'opération, nous combinerons l'exérèse classique jusqu'à Halsted à ce qu'Handley a apporté d'original, c'est-à-dire à l'ablation large de l'aponévrose, en nous abstenant, puisqu'il y a plus d'inconvénients que d'avantages, et sauf des cas particuliers, d'enlever les muscles, si bien que l'opération sera faite de la façon suivante :

L'incision cutanée sera celle d'Handley : elle ne gêne pas les mouvements du bras, permet une large découverte de l'aponévrose, le curage des creux axillaire et sous-claviculaire, et donne accès sur la région épigastrique.

Combien faut-il enlever de peau? Les premiers auteurs ne l'enlevaient que dans les limites de la glande mammaire, mais, ayant remarqué souvent des récidives cutanées, on étendit de plus en plus son exérèse; Halsted en enlevait déjà beaucoup, Tansini encore davantage, ce qui nécessitait des autoplasties par glissement ou à lambeaux; parfois même il était impossible de recouvrir la surface cruentée qu'on laissait ouverte et la brèche était secondairement comblée au moyen de greffes dermo-épidermiques.

Ces larges ablations cutanées, avec leurs inconvénients, n'étaient pas une garantie contre les récidives locales : en effet, on enlevait beaucoup de peau, saine au moment de l'ablation, mais reposant sur une aponévrose déjà malade, et cette peau, amenée par glissement, se prenait à son tour, ainsi que le montrent, de façon suggestive, les statistiques comparées d'Halsted et Watson-Cheyne, et les figures démonstratives d'Handley. A condition d'enlever un lambeau suffisant d'aponévrose, il faut, croyons-nous, dans l'ablation cutanée, se tenir dans une juste mesure : une ligne passant à 2 c/m,5 environ de la circonférence de la glande mammaire nous paraît suffisante.

La peau, étant enlevée dans ces limites, sera décollée largement, de façon à découvrir une grande étendue d'aponévrose; sa dissection sera particulièrement poussée loin dans la région épigastrique, et le tissu cellulaire sous-cutané coupé en oblique. L'ablation de l'aponévrose est, à notre sens et à la lumière des idées d'Handley, un des points capitaux de l'opération : elle sera d'environ 25c/m de diamètre, la « largeur d'une assiette plate ordinaire », en prenant la tumeur comme centre; elle s'étendra en dedans vers le sternum qu'elle dépassera même le plus souvent; en haut, elle ira jusqu'à la clavicule, s'étendra en dehors et en bas jusqu'au bord antérieur du grand dorsal, sur le grand dentelé et le grand oblique, et en dedans et en bas, à la partie supérieure de la gaine des droits jusqu'à mi-chemin de l'ombilic. Cette ablation entaille la couche superficielle des muscles, qui saignent en nappe et quelquefois par de petites artérioles perforantes, nécessitant de nombreuses ligatures au catgut fin, qui ne doivent pas être négligées.

Si limitées que paraissent les lésions, il faut enlever non seulement les ganglions axillaires, mais aussi curer le creux sous-claviculaire, qui, en pratique, doit toujours être considéré comme suspect. Pour cela, sauf en cas d'adhérences fortes de ganglions volumineux à la veine axillaire, un curage parfait peut être fait, malgré la conservation des muscles pectoraux, pourvu que le chirurgien sache jouer de la valve et de bons et larges écarteurs pleins placés sur la paroi antérieure de l'aisselle. Il est un groupe ganglionnaire à ne pas oublier : ce sont les deux ou trois ganglions isolés situés dans le sillon sous-scapulaire, dont il faut systématiquement rechercher la présence, et leur ablation évitera parfois de fâcheuses récidives.

Mais faut-il faire plus et doit-on curer le creux sus-claviculaire? Il est des auteurs, notamment Gosset, qui pratiquent presque toujours ce curage après section temporaire de la clavicule. Il semble qu'il faut agir suivant les cas : ce peut être une opération inutile, qui augmente la durée de l'intervention, mais on ne doit pas non plus aujourd'hui déclarer que la clavicule est la limite extrême des « opérations raisonnables ». Lorsque le « creux sus-claviculaire bombe », on en pratiquera l'évidement : pour cela, on branche sur la lèvre supérieure de l'incision cutanée une seconde incision qui croise la partie moyenne de la clavicule et aboutit au bord postérieur du muscle sterno-cléïdo-mastoïdien; on sectionne le faisceau claviculaire du grand pectoral, le muscle sous-clavier et sa bandelette aponévrotique; puis on scie en coin la clavicule. L'épaule s'écarte alors du plan thoracique et ouvre largement le creux sus-claviculaire, qui peut et doit être curé soigneusement, en poursuivant les ganglions, si c'est nécessaire, jusqu'à la carotide. Après curage, la clavicule est suturée au fil d'argent. Au surplus, la section de la clavicule n'est pas absolument obligée : par une incision sus-claviculaire parallèle à cet os, ce creux peut être parfaitement curé, quoique avec un peu plus de peine.

Si l'opération a été déjà longue et difficile, il est préférable de faire ce curage sus-claviculaire en un second temps.

On s'abstiendra, si les ganglions sont volumineux et adhérents, coïncidant avec un mauvais état général, alors qu'une opération radicale n'apparaît pas possible.

Ce que nous avons déjà dit du procédé d'Halsted nous permettra de ne pas insister sur l'ablation des muscles. Nous rejetons, avec Delbet, Lucas-Championnière, Schwartz, Vanverts et Morestin, leur enlèvement systématique. Quand on trouve de gros ganglions à la fois inflammatoires et néoplasiques, adhérents à la veine axillaire, la résection des pectoraux peut être rendue nécessaire; ils seront de même enlevés en cas d'adhérence à la glande et si on trouve sur eux des nodules sphériques, blanchâtres, en « tache de bougie », tranchant sur la couleur rosée du muscle. Hormis ces cas, le curage parfait de l'aisselle et de la région sous-claviculaire peut être fait sans section musculaire. Pourtant, il est bon, suivant la pratique de Walther, d'enlever les fibres inférieures du grand pectoral, contre lequel cheminent les troncs lymphatiques efférents de la glande mammaire.

En résumé, tout le bloc, comprenant la peau et le tissu cellulaire sous-jacent, la glande, l'aponévrose et les paquets ganglionnaires, est enlevé d'un seul tenant; les lymphatiques et les ganglions sont disséqués de haut en bas; l'axillaire est « peignée » et les vaisseaux pris à leur naissance sur elle, ce qui permet de ne les lier qu'une fois; la glande, laissée adhérente à l'aponévrose réséquée au loin, est rabattue de dedans en dehors; au passage, les nerfs du grand dentelé et du grand dorsal seront découverts et respectés. Il va de soi que si les instruments ont tranché en zone suspecte, ils seront changés.

On fera une hémostase très soignée; on doit savoir que, à l'endroit où les fibres antérieures du grand dorsal voisinent avec les quatrième et cinquième digitations du grand dentelé, il existe un carrefour veineux assez important, souvent sectionné par une ablation minutieuse en ce point, et qui nécessite plusieurs ligatures.

La réunion cutanée sera à peu près toujours possible, à cause du décollement étendu nécessité par l'enlèvement de l'aponévrose; on fera un drainage, aux crins plutôt qu'au drain, à la partie déclive, le long du bord antérieur du grand dorsal; ce drainage, nécessité par la lymphorragie qui ne manquera pas de se faire à travers les vaisseaux lymphatiques du bras laissés ouverts, sera enlevé au bout de 48 heures.

Malheureusement, quoi qu'on ait fait, on peut avoir des récidives, et nous ferons remarquer ici que, au fur et à mesure que la thérapeutique chirurgicale du cancer du sein s'est perfectionnée et est devenue plus large et plus hardie, les récidives locales et ganglionnaires ont diminué, cependant qu'augmentaient les généralisations et repullulations à distance, contre lesquelles le plus souvent nous sommes désarmés. Il en est cependant que le chirurgien a le devoir d'opérer : c'est un ganglion isolé, une adénopathie limitée de l'aisselle, ou le creux sus-claviculaire, qui n'avait pas été curé lors d'une première intervention.

Les nodules cutanés isolés ou limités seront de même enlevés, comme la tumeur primitive, avec large ablation de l'aponévrose à la ronde, et on pourra avoir une guérison de longue durée.

Il nous semble, jusqu'à plus ample informé, que ce soit là le procédé le plus satisfaisant d'extirpation du cancer du sein. Nous ne rapportons pas la statistique personnelle du docteur Arnaud, qui a eu recours à cette méthode opératoire depuis 1913 : il n'a qu'une vingtaine de cas ainsi opérés, cinq seulement avant la guerre. Nous ne saurions donc, à cette heure, en rapporter les résultats éloignés, puisque aussi bien l'ablation de la glande, suivie du seul curage classique de l'aisselle, a donné à tous les chirurgiens des survies de plusieurs années et même des guérisons définitives. Nous n'avons trouvé, en aucun des documents que nous avons consultés, des statistiques d'opérations basées sur la nouvelle conception d'Handley, trop récente encore pour pouvoir s'appuyer sur des chiffres.

CONCLUSIONS

1° Le cancer du sein se propage, suivant les données classiques, aux groupes ganglionnaires dépendant de la glande, mais aussi au « plexus lymphatique sus-aponévrotique profond » décrit par Handley;

2° Il n'envahit guère les muscles pectoraux que par propagation directe et d'une façon relativement tardive;

3° Les généralisations du cancer du sein ne sont pas toujours explicables par la théorie embolique jusqu'ici classique, mais davantage par la théorie de « perméation lymphatique » et « sclérose périlymphatique », découverte par Handley;

4° De ces données, il résulte que la thérapeutique chirurgicale du cancer du sein opérable, comprend :

a) l'ablation de la glande et de ses territoires lymphatiques, axillaire, sous-claviculaire, et même sus-claviculaire;

b) à peu près jamais l'ablation, avec sacrifice systématique des muscles pectoraux;

c) et, par contre, pour parer aux propagations mises en lumière par Handley, une large ablation de l'aponévrose sous-jacente à la glande, s'étendant aux aponévroses du grand pectoral, du grand oblique, du grand dentelé et du grand dorsal, de la région xiphoïdienne et de la gaine des droits.

Cette manière de faire semble donner les meilleures garanties contre les récidives locales et à distance, notamment contre celles de la peau, du foie et du squelette;

5° Certaines récidives ganglionnaires et cutanées (nodules isolés) pourront être l'objet de réinterventions, basées elles aussi sur la conception d'Handley, qui seront suivies de survies appréciables, voire même de guérison.

BIBLIOGRAPHIE

Poirier et Cunéo. — *Traité d'anatomie humaine : Les lymphatiques*, Tome I, fascicule IV.

Nouveau traité de chirurgie : Le Dentu et Delbet : Maladies de la mamelle par Baumgartner.

Traité de Thérapeutique chirurgicale : Forgue et Reclus. Tome II. Tumeurs du sein.

Depage. — *IIe Congrès international de chirurgie de Bruxelles*, septembre 1908.

Mornard Pierre. — « Etude anatomique des lymphatiques de la mamelle au point de vue de l'extention lympathique des cancers. » — *Revue de chirurgie*, 1916.

Renaud — Delbet — Lucas-Championnière — Schwartz. — Association française pour l'étude du cancer, 20 décembre 1909.

Vanverts. — Association française pour l'étude du cancer, 17 janvier 1910.

Walther — Association française pour l'étude du cancer, 21 février 1910.

Rieffel. — Thèse de Paris 1890.

Gosset. — *Journal de chirurgie*, 1908.

Delbet. Société de chirurgie de Paris, 1919.

Handley. — Cancer du sein : Traduction française de 1910, par Lippens.

IIe Congrès international de Bruxelles, 1908. — Discussion on Breast cancer. — Remarks of W. Sampson Handley.

Halsted. — *Annales of Surg*, novembre 1894 et février 1907.

Delore et Ballivet. — *Revue de chirurgie* de 1908 : « De la douleur du dos dans le cancer du sein. »

WATSON-CHEYNE. — The Lancet, 1896.

Stephen PAGET. — « The distribution of the secondary Grondhe in cancer of the Breast ». — The Lancet, 1889.

HENNIG. — *British Med. Journ.*, 1889.

KIRMISSON. — *Soc. Anat.*, 1882.

HEIDENHAIN. — *Arch. für Klin-Chir.*, 1889.

ZOCHER. — *Arch. für Gynaekol*, 1877.

SCHMIDT. — Die Verbreitungswege der Karsinome, 1903.

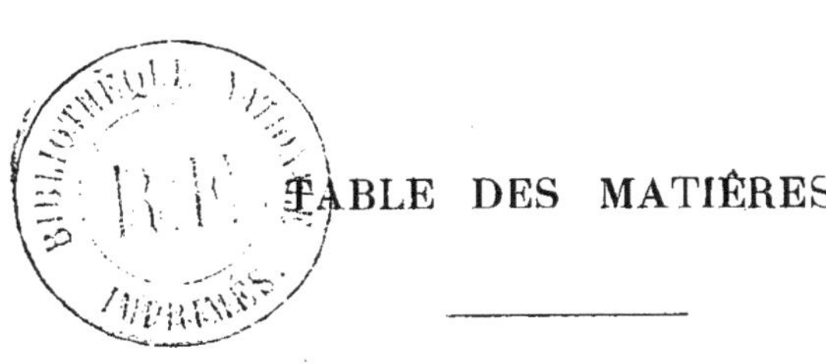

TABLE DES MATIÈRES

Société Anonyme de l'Imp. Théolier, 12, rue Gérentet, Saint-Étienne

www.ingramcontent.com/pod-product-compliance
Ingram Content Group UK Ltd.
Pitfield, Milton Keynes, MK11 3LW, UK
UKHW020407220726
13923UKWH00004B/1801